SCIATIQUE

D'ORIGINE TUBERCULEUSE

PAR

Le Dr Georges VILLEDIEU

LYON

A REY & Cie, IMPRIMEURS-ÉDITEURS DE L'UNIVERSITE
4, RUE GENTIL, 4

1902

SCIATIQUE

D'ORIGINE TUBERCULEUSE

SCIATIQUE

D'ORIGINE TUBERCULEUSE

PAR

Le Dr Georges VILLEDIEU

LYON

A. REY & Cie, IMPRIMEURS-ÉDITEURS DE L'UNIVERSITÉ
4, RUE GENTIL, 4

1902

AVANT-PROPOS

Nous ne saurions aborder l'étude de notre thèse sans accomplir auparavant un devoir qui est pour nous, en même temps, un plaisir : c'est de remercier ceux qui, par leurs conseils ou leurs enseignements, ont contribué à nous faire arriver au terme de nos études médicales.

Que nos Maîtres de Lyon et tout spécialement M. le Professeur Poncet reçoivent ici l'expression de notre plus profonde reconnaissance. C'est lui qui a bien voulu nous inspirer le sujet de notre thèse, qui nous reçut toujours avec bienveillance, et nous ne saurions trop remercier ce savant Maître du très grand honneur qu'il nous fait en acceptant la présidence.

Après M. le Professeur Poncet, notre pensée va droit à notre père; c'est sur ses conseils qu'au sortir du collège nous nous décidâmes à embrasser la carrière médicale et nous le remercions de nous avoir incité à prendre cette voie. Nous sommes heureux de lui adresser publiquement ici l'hommage de notre plus profonde affection.

Notre mère aussi a droit à notre gratitude et nous associons notre joie à la sienne en songeant que nous allons revivre la vie de famille, quelque temps interrompue par nos études.

Nous avons aussi contracté envers M. le Docteur Mailland, chef de laboratoire de clinique chirurgicale, une dette de reconnaissance et nous sommes heureux de le remercier ici de l'affabilité avec laquelle il nous reçut toujours et de la bonté qu'il mit à nous aider dans la rédaction de ce modeste travail.

Il nous reste une adresse à tous nos amis, tant à ceux qui ont quitté Lyon qu'à ceux qui y demeurent encore et qui se reconnaîtront dans ces lignes : qu'ils veuillent bien recevoir ici le témoignage de notre plus affectueuse sympathie.

INTRODUCTION

Les recherches de M. le professeur Poncet[1] et de ses élèves[2] sur le rhumatisme articulaire tuberculeux ont jeté un jour tout nouveau sur certaines modalités cliniques et anatomo-pathologiques de la tuberculose.

Du moment, en effet, où il était démontré que la bacillose, maladie essentiellement infectieuse, devait et pouvait, comme toutes les autres infections, donner lieu à des manifestations, simulant à s'y méprendre les diverses variétés de rhumatisme articulaire aigu, subaigu, chronique, déformant, etc..., il fallait admettre, *a priori*, la possibilité de localisations plus ou moins semblables sur les divers tissus, les différents appareils et, dans le cas qui nous intéresse, sur les nerfs périphériques.

Cette intoxication bacillaire des branches nerveuses, se traduisant par des douleurs plus ou moins rebelles, mérite bien d'appeler de nouveau l'attention.

[1] M. le professeur Poncet, *Rhumatisme tuberculeux* (Communication faite à l'Académie de médecine, séance du 23 juillet 1901).

[2] MM. Bérard et Mailland, Rhumatisme tuberculeux ou pseudo-rhumatisme infectieux d'origine bacillaire (*Gaz. hebd. de médecine et de chirurgie*, 4 nov. 1900).

Depuis longtemps, en effet, on a signalé, chez les tuberculeux, des douleurs plus ou moins vives, plus ou moins tenaces, dues à une irritation nerveuse, mais on n'a pas, selon nous, interprété comme il convenait ces accidents, et l'on n'a pas établi une relation nette, précise, de cause à effet, entre les phénomènes douloureux sur le trajet du sciatique et la tuberculose.

Nous nous proposons, dans cette étude, de montrer que la bacillose peut donner naissance, du côté des nerfs sciatiques, à une variété de névrite qui, en raison de sa pathogénie mérite bien le nom de sciatique tuberculeuse.

Cette sciatique reconnaît pour cause l'affection tuberculeuse, au même titre que les manifestations variées du côté des articulations connues depuis M. le professeur Poncet sous le nom de rhumatisme articulaire aigu tuberculeux[1].

Dans un premier chapitre, qui a trait à l'historique, nous passons en revue les nombreux et fort intéressants travaux montrant chez les tuberculeux l'existence et la fréquence de troubles nerveux périphériques. Nous signalons en même temps l'interprétation qui en a été donnée alors qu'ils étaient regardés comme des phénomènes surajoutés, n'ayant le plus souvent avec la tuberculose qu'une relation éloignée.

Le deuxième chapitre est consacré à l'étude des symptômes de la sciatique tuberculeuse, caractérisée, dans la grande majorité des cas, par la persistance des phénomènes douloureux.

[1] M. le professeur Poncet, Communication faite à la Société nationale de médecine de Lyon (février 1900).

Dans un troisième chapitre, nous passons en revue les recherches anatomo-pathologiques, considérant les sciatiques chez les bacillaires.et nous nous efforcerons de démontrer qu'elles sont de nature tuberculeuse.

Nous donnons enfin, dans un quatrième chapitre les observations nouvelles, inédites, que nous avons pu recueillir et nous étudierons le pronostic et le traitement.

Avant d'entrer dans le cœur de notre sujet, il importe de dire que nous comprenons, sous le nom de sciatique d'origine bacillaire, tout un syndrome caractérisé par des phénomènes douloureux accompagnés, dans certains cas, de troubles moteurs et trophiques, se produisant chez des individus tuberculeux ou en instance de le devenir.

Les formes que nous étudions présentent une physionomie spéciale qui permet de les considérer comme une manifestation directe ou indirecte du bacille de Koch agissant soit par lui-même, soit par l'intermédiaire de ses toxines, sur les nerfs sciatiques.

Nous éliminerons :

1° Les sciatiques survenant chez des bacillaires, mais dont l'étiologie permet nettement de les rattacher à une autre cause que la tuberculose ;

2° Les sciatiques dues à une compression par abcès froid, ostéite, etc... ; il s'agit là d'un accident purement secondaire ;

3° Les sciatiques qui ont pour cause une altération des origines de ces nerfs par une lésion des centres nerveux. Ex. : tubercule intra-médullaire. méningite tuberculeuse.

SCIATIQUE

D'ORIGINE TUBERCULEUSE

CHAPITRE PREMIER

HISTORIQUE. DES TROUBLES NERVEUX PÉRIPHÉRIQUES CHEZ LES TUBERCULEUX EN GÉNÉRAL

Les études récentes sur les névrites périphériques, question toute d'actualité, et les conceptions nouvelles, que nous ont permis d'envisager les théories sur les poisons solubles microbiens, nous autorisent à établir d'une façon, que nous croyons complète, le rapport de causalité qui existe entre les phénomènes douloureux sur le trajet du sciatique et le processus tuberculeux.

Mais avant d'exposer les théories pathogéniques de ces diverses manifestations douloureuses chez les bacillaires, nous nous proposons de passer en revue les auteurs qui ont signalé la coexistence de la sciatique et de la tuberculose, mentionnant seulement, dans un index bibliographique, le nom de ceux dont les travaux se rattachent plus indirectement à la question que nous allons traiter.

Dans un article de la *Revue médicale* de juin 1824, nous trouvons une observation relatée par Martinet;

cet auteur se borne à une simple description des deux processus morbides, mais n'en tire aucune conclusion.

Plus tard, en 1841, François du Temps, dans un opuscule sur les causes et le traitement de la névralgie sciatique signale l'influence que peut avoir la diathèse tuberculeuse sur le développement de cette névralgie, mais il n'en donne aucune explication.

A la même époque, Valleix, qui étudié d'une façon si approfondie les névralgies intercostales chez les phtisiques, met en doute l'influence de la tuberculose sur la sciatique.

Nous ne ferons que citer les noms de Beau[1] et de Barbereau qui sous les dénominations d'arthralgie et de mélalgie décrivent des douleurs, chez les tuberculeux, siégeant au pourtour des articulations ou dans l'articulation même et pouvant quelquefois faire porter un faux diagnostic.

Dans un mémoire publié en 1872, Perroud[2] envisage la névralgie chez les tuberculeux et insiste sur la fréquence de la sciatique dans la bacillose. Il différencie ensuite la sciatique des phtisiques de la sciatique essentielle.

Hanh attribue ces troubles à des lésions tuberculeuses développées dans les centres nerveux ou dans leurs enveloppes.

Peter[3] et son élève Friot ont justement signalé la

[1] Note sur l'arthralgie des phtisiques (*Journal des connaissances médico-chir.*, 1856, p. 56.)

[2] Perroud, *Lyon médical*, janvier 1872.

[3] Peter, *Leçons de clinique médicale*, t. II, p. 389.

fréquence de la sciatique dans la tuberculose et considèrent ces douleurs des membres inférieurs comme un symptôme prémonitoire de la bacillose, dans la majorité des cas; voici du reste leurs conclusions : « Les différentes observations que nous avons étudiées, nous permettent de penser que la sciatique peut commencer la série des accidents de la phtisie ou éclater dans le cours de la tuberculisation pulmonaire. Dans ces circonstances, les douleurs sciatiques sont toujours très rebelles et leur apparition doit faire soupçonner une altération tuberculeuse soit de la moelle, soit des méninges, soit de la colonne vertébrale elle-même. »

Friot en fait le résultat de la propagation d'une inflammation, la température du côté malade étant, dans tout le cours de la maladie, supérieure à celle du côté sain. D'après lui, la douleur reconnaît pour cause, dans certains cas, une altération spéciale du tissu nerveux, due a l'hyperémie; dans d'autres cas, il se range à l'avis d'un médecin anglais du nom d'Anstie. Celui-ci, sans preuves anatomiques, affirme qu'il s'agit, dans tous ces cas, d'une sclérose des cordons postérieurs de la moelle et d'une atrophie consécutive des racines postérieures, se basant uniquement sur ce fait que, dans la sclérose des cordons postérieurs, il y a production de douleurs d'apparence névralgique.

Landouzy, cité par Dreyfus[1], mentionne quatre ou cinq faits de sciatiques très douloureuses qu'il a eu l'occasion d'observer chez des tuberculeux; le zona, pour lui, est un accident trophique fréquent.

[1] *France médicale*, 1884.

Tels sont les auteurs dont les ouvrages mentionnent l'existence simultanée de la sciatique et de la bacillose, mais ils n'ont pas différencié les sciatiques provenant d'une irritation ou d'une altération des nerfs de celles qui n'étaient, pour ainsi dire, que secondaires, résultat d'une lésion tuberculeuse produisant, par sa présence sur le trajet nerveux, des phénomènes douloureux (ostéite de voisinage, tubercule développé au sein du nerf). Ils n'ont pas, en un mot, décrit spécialement les phénomènes nerveux purement périphériques, sans participation des centres.

Cette modalité de la localisation tuberculeuse sur les nerfs périphériques a cependant fait l'objet de nombreux et fort intéressants travaux et, en tête des ouvrages traitant des troubles nerveux périphériques au cours de la bacillose, nous devons inscrire le mémoire publié par M. Weill, dans la *Revue de médecine*.

Sans vouloir donner une description détaillée des phénomènes nerveux observés par ce professeur, nous dirons seulement que, pour lui, ils sont caractérisés par une hyperesthésie profonde des muscles, des os et des articulations, occupant un côté du corps à l'exclusion des extrémités des membres, parfois le corps tout entier, mais avec une prédominance constante de l'hypéresthésie d'un côté.

« Ces troubles de la sensibilité profonde[1], constants dans leurs formes, s'associent à des anesthésies ou des hyperesthésies cutanées, avec ou sans douleurs spontanées, à un rétrécissement unilatéral ou double du

[1] Weill, *Revue de médecine*, 1893, p. 449.

champ visuel et exceptionnellement à des paralysies frappant les muscles des membres. Tous ces phénomènes se développent à l'insu du patient, sont sujets à disparaître, à se reproduire et n'exercent sur l'affection pulmonaire aucune influence appréciable. »

D'après M. Weill, tous ces phénomènes doivent être rapportés à un trouble dans la fonction des centres nerveux et en particulier de l'encéphale, et non à une action d'ordre bacillaire. « Les troubles nerveux des tuberculeux, par l'ensemble de leurs caractères, se rapprochent des stigmates de l'hystérie ; ces phénomènes nerveux ne dépendent ni d'une action du bacille de Koch sur les centres nerveux, ni d'une intoxication d'origine microbienne et ce serait évidemment mettre en question la valeur des stigmates de l'hystérie que de refuser aux troubles nerveux que nous avons constatés chez les tuberculeux ce caractère hystériforme. »

Ces troubles relèvent vraisemblablement « d'une irritation centripète, dont le point de départ serait dans les nerfs sensitifs des bronches et du poumon. Il ne peut s'agir d'intoxication, car les phénomènes nerveux se rencontrent dans les formes légères, graves, au début ou dans les dernières périodes et qu'ils se développent parfois en sens inverse des progrès de la tuberculose. »

M. Weill signale des phénomènes douloureux, simulant la sciatique, chez un malade qui avait des lancées dans la région postérieure de la fesse droite ; il donne à ces phénomènes le nom de fausses sciatiques ; on en rencontre en effet de semblables chez les hystériques, n'ayant aussi aucun signe bien net.

Nous sortirions des limites que nous trace le cadre de notre sujet si nous voulions signaler, dans ce chapitre d'historique, les auteurs nombreux qui ont écrit sur les manifestations périphériques au cours de la bacillose. Le mémoire de M. Weill, attirant l'attention sur ce fait que, de différentes manières, le système nerveux pouvait être atteint, a été le point de départ de quantités de travaux. Favre-Gilly étudie le syndrome de Weill; Calba, quelques troubles nerveux chez les bacillaires.

Les formes aussi variées que peut revêtir la tuberculose en se localisant sur les nerfs périphériques n'a rien qui doive nous étonner si l'on songe à la variabilité des manifestations qu'elle montre sur les différents tissus. Décrire ici les modalités cliniques et anatomopathologiques des localisations possibles de la tuberculose sur les tissus articulaires et périarticulaires ne fera que confirmer la réalité du protéisme sous lequel elle peut se manifester.

Depuis plusieurs années M. Poncet avait signalé la similitude de certaines formes de la tuberculose articulaire avec le rhumatisme chronique. Telle est la « polyarthrite déformante de Poncet », étudiée au point de vue clinique et radiographique dans la thèse de Barjon [1], le travail de Destot et Bérard [2], et la thèse de Drevet [3], montrant que certaines variétés d'arthrites

[1] Barjon, *du Syndrome rhumatismal chronique déformant*, (thèse, Lyon 1897).

[2] Destot et Bérard, *Communication au Congrès de chirurgie.*

[3] Drevet, *Polyarthrite tuberculeuse déformante* (thèse, Lyon 1897).

ou polyarthrites déformantes, plus ou moins semblables au rhumatisme chronique, doivent être considérées comme tuberculeuses.

Tout dernièrement M. le professeur Poncet communiquait à l'Académie de médecine de nouvelles observations, en les faisant suivre des commentaires qu'elles comportaient. Jusqu'aux recherches de notre savant maître, la tuberculose n'avait pas été envisagée comme pouvant donner naissance à un rhumatisme. Il existe donc un pseudo-rhumatisme d'origine bacillaire que nous définirons avec M. Mailland [1] : « Un ensemble de manifestations articulaires, dues vraisemblablement aux toxines du bacille de Koch, et pouvant se produire chez tout tuberculeux ou en instance de le devenir; manifestations articulaires, caractérisées non par des lésions fongueuses, suppurantes, destructives comme dans la tumeur blanche ordinaire, mais, au contraire, par des lésions irritatives, à tendance fibro-plastique analogues à celles des rhumatismes pseudo-infectieux, dont elles peuvent cliniquement revêtir toutes les formes, depuis la simple arthralgie jusqu'à l'ankylose complète. »

Ces manifestations du rhumatisme peuvent survenir chez tous les tuberculeux, qu'ils soient atteints d'une bacillose viscérale, pulmonaire ou autre ou d'une tuberculose périphérique, osseuse ou articulaire, quel que soit également leur degré de gravité.

Il ressort néanmoins de l'ensemble des observations de M. Mailland, que les lésions articulaires sont plus

[1] M. Mailland, Du rhumatisme tuberculeux, *Extrait de la Presse médicale*, n° 74, 14 septembre 1901.

légères, plus fugaces, lorsqu'elles apparaissent au cours d'une tuberculose avancée ou grave. Il est aussi à noter que très souvent des manifestations purement douloureuses, dues probablement à une irritation des nerfs périphériques, mais dépourvues de tout phénomène objectif, précèdent l'apparition du rhumatisme tuberculeux.

De ces faits, nous pouvons retenir ceci que la tuberculose, maladie essentiellement infectieuse, est capable de provoquer des désordres sur les différents tissus. On ne saurait mettre en doute aujourd'hui les rapports étroits qui, chez les alcooliques, dans le diabète, la diphtérie, la dothiénentérie, rattachent les accidents nerveux à l'existence de névrites diffuses ou localisées. La même relation de cause à effet est pour le moins très vraisemblable lorsqu'il s'agit de la tuberculose.

Consécutivement à ces troubles nerveux au cours de la bacillose, toutes les manifestations traduisant l'altération ou l'irritation des nerfs se rencontrent : phénomènes sensitifs, moteurs et trophiques, souvent associés sous des formes diverses.

Evidemment, il ne saurait être question ici des névrites secondaires qui se développent, par exemple, lorsqu'une pachyméningite caséeuse ou des méninges criblées de tubercules enserrent les racines spinales et encore lorsqu'un tronc nerveux est impliqué dans un foyer tuberculeux de voisinage. Les altérations qui se produisent alors et qui se traduisent au point de vue clinique par des caractères variables suivant le siège de la lésion, constituent en somme un incident prévu qui n'exige aucun commentaire. Il n'en est plus de même de ces névrites primitives, qui se produisent à une phase quelconque de l'affection pulmonaire, qui peuvent être diffuses ou localisées, transitoires ou surtout persistantes, intéressant la sensibilité, souvent aussi la motilité.

Un trait essentiel les individualise complètement dans les cas suivis d'autopsie [1], ces phénomènes n'ont pu être rattachés à une altération de l'axe cérébro-spinal ou de ses enveloppes.

De l'ensemble de ces faits nous a paru ressortir une notion qui mérite d'être relevée, à savoir l'action exercée par la tuberculose sur les organes et, en particulier, sur les nerfs périphériques.

Somme toute, de ce long travail d'énumération, nous pouvons conclure ceci : que tous les auteurs qui ont écrit sur la sciatique tuberculeuse, ne donnent pas de ces lésions une pathogénie conforme aux idées actuelles.

D'un autre côté, les névrites tuberculeuses ont fait l'objet d'une foule de travaux, mais à notre connaissance, il n'en est pas qui aient trait particulièrement à la sciatique.

Partant de ces deux données et nous inspirant des travaux de M. le professeur Poncet et de ses élèves sur le rhumatisme tuberculeux, nous nous proposons dans cette thèse d'étudier, en la mettant au point, autant qu'il sera en notre pouvoir, la question de la sciatique chez les tuberculeux. Et de même que notre savant maître a prouvé d'une façon définitive le rôle du poison tuber-

[1] Pitres et Vailland *loco citato*.

culeux dans la production du rhumatisme, de même nous essaierons, autant que nos faibles moyens nous le permettront, de démontrer que la tuberculose, par l'intermédiaire du bacille de Koch ou de ses toxines, peut produire des phénomènes douloureux sur le trajet du sciatique.

CHAPITRE II

SYMPTOMATOLOGIE. CARACTÈRES DE LA DOULEUR

Il est difficile d'esquisser un tableau symptomatique de la sciatique chez les tuberculeux, mais on peut dire, d'une façon générale, que ce qui la caractérise surtout, c'est le mode de la douleur.

Pas de paroxysmes ici, mais une douleur vive, continue, énervant le malade, ressentie aussi bien au repos qu'à l'occasion des mouvements. Pendant cinq mois, un des malades signalés dans nos observations fut obligé de prendre de la morphine pour pouvoir goûter chaque nuit quelques instants de sommeil. Un autre souffrait tellement, qu'il fut plusieurs fois sur le point de mettre fin à ses jours.

De même qu'elle peut survenir chez tous les bacillaires, cette sciatique peut faire son apparition à toutes les périodes de la maladie causale. Parfois elle la précède et frappe un malade avant toute autre lésion bacillaire, constituant ainsi le premier indice, le signe précurseur de l'invasion d'un organisme par le bacille de Koch; dans d'autres cas, elle est plus tardive et n'est qu'un épiphénomène venant ajouter son action à celle d'une tuberculose préexistante.

Nous avons trouvé, au cours de nos recherches et de nos interrogations dans les services hospitaliers, des malades tuberculeux, en traitement pour d'autres manifestations bacillaires, qui nous ont appris qu'ils avaient ressenti souvent au début de leur affection des douleurs erratiques, paroxystiques, mais passagères sur le trajet de leur sciatique. Il s'agit, selon nous, dans tous ces cas, de fausses sciatiques, comme en décrit M. le professeur Weill, ne présentant ni les points de Valleix, ni aucun signe constant et relevant plutôt d'une hyperexcitabilité du système nerveux. « Ce sont de fausses sciatiques, comme on en voit chez les hystériques[1]. »

Du reste, dans ces cas la douleur est peu intense, caractérisée par sa fugacité et sa variabilité et associée à d'autres manifestations multiples sur le trajet des nerfs; elle procède par accès et est d'une importance pronostique sérieuse. « Cette douleur est liée aux formes graves de la tuberculose, qui s'accompagnent d'hémoptysies, de vomissements, de violents accès de toux et d'oppression[2]. »

La sciatique chez les tuberculeux n'a pas de point d'apparition de prédilection. Tantôt le malade dit avoir ressenti les premières atteintes du mal à la région trochantérienne, tantôt à la cuisse, à la jambe ou au pied; rien de fixe en un mot.

L'action des toxines se manifestant surtout aux extrémités nerveuses périphériques, imprégnant, pour

[1] Weill.
[2] Th. de Calba.

ainsi dire, leurs terminaisons, les irrite, les altère et provoque ces douleurs terribles, constantes, véritables signatures des névrites.

Le nerf est augmenté de volume dans la majorité des cas, tendu, très douloureux à la pression. En même temps, peuvent apparaître d'autres phénomènes traduisant la présence d'une névrite : zona, herpès, anesthésie, hyperesthésie, élévation ou abaissement de la température.

Les points de Valleix, les signes de Bonnet, de Lasègue, de Babinsky, les troubles de la démarche, en un mot le tableau symptomatique est absolument conforme à celui d'une sciatique névrite ordinaire.

Mais un symptôme sur lequel nous devons nous appesantir un peu plus est l'atrophie du membre atteint que l'on rencontre quelquefois. Nous l'avons observée chez un de nos malades qui était resté huit mois confiné au lit. Cette atrophie peut être mise sur le compte de l'immobilité à laquelle a été soumis le malade, cependant comme on a fait des travaux sur cette atrophie consécutive à des névrites au cours de la tuberculose, nous dirons avec MM. Pitres et Vaillard qu'il existe au cours de la bacillose des lésions névritiques produisant des paralysies sur certains muscles dont les nerfs étaient altérés par la névrite.

Chez des tuberculeux observés par eux, et présentant des phénomènes douloureux au niveau du sciatique avec amyotrophie et paralysie, la moelle dont on avait suspecté l'altération était complètement indemne, tandis que les nerfs sciatiques, mis hors de cause *a priori*, présentaient des lésions largement suffisantes pour expliquer les phénomènes observés. Chez un malade, les deux nerfs sciatiques étaient le siège d'une névrite parenchymateuse évidente et les muscles correspondants étaient dégénérés.

Nous nous étendrons plus longuement sur ce sujet dans le chapitre suivant où nous nous proposons de résumer et d'exposer ce qui a été fait sur les névrites tuberculeuses ; qu'il nous suffise ici de dire que Vaillard a donné à ces lésions le nom de « névrites périphériques amyotrophiques chez les tuberculeux. »

Ces altérations névritiques nous permettent également de comprendre les modifications thermiques sur le membre par lésion des vaso-dilatateurs ou des vaso-constricteurs.

Ces sciatiques sont ordinairement très rebelles et de longue durée ; souvent elles s'accompagnent d'engourdissements, de fourmillements, parfois de diminution de la sensibilité ou d'anesthésie complète dans le territoire du nerf.

Les troubles trophiques peuvent porter et sur les muscles et sur la peau ; le zona est très fréquent. Leudet (*Gazette hebdomadaire*, 1878) en a recueilli dix-sept observations chez des malades atteints de tuberculose pulmonaire. « Chez le bacillaire le zona fait partie d'un ensemble de perturbations nerveuses localisées au trajet des nerfs, coïncidant avec des troubles de la sensibilité. »

A quel âge rencontre-t-on le plus grand nombre de sciatiques chez les bacillaires ? C'est assurément à l'âge où l'homme a le plus de chance de se tuberculiser et Peter, qui en fait un signe de tuberculose au début, nous apprend que c'est à l'âge mûr, à cette époque où apparaît chez certains individus cette déchéance de l'organisme qu'il appelle *phtisie de la cinquantaine :* « C'est chez le pauvre le résultat de la décadence physiologique naturelle, aggravée par l'insuffisance de la réparation alimentaire et, si le pauvre devient ainsi tuberculeux vers la cinquantaine par ses privations, le riche peut le devenir par ses excès ou ses chagrins. »

Cette opinion de Peter semble un peu trop générale ; nous avons trouvé une observation de Martinet où il est question d'un jeune malade de douze ans ; l'un de nos malades souffrit pendant six ou sept mois durant son service militaire.

Ce qui nous a surtout frappé dans ce phénomène de la douleur, c'est sa non-réapparition après une atteinte de longue durée.

Sauf les deux malades en traitement à l'hôpital pour leur sciatique, tous ceux que nous avons eu à examiner ont eu une poussée ayant duré plus d'un mois, puis une fois la crise passée, ils n'ont plus rien ressenti dans le domaine de leur sciatique. Il y a environ vingt ans que celui qui est en traitement chez M. le professeur Poncet pour son rhumatisme tuberculeux n'a rien ressenti ; de même pour celui qui se cachectise chez M. le professeur Bondet.

Nous croyons devoir mentionner chez deux de nos malades une recrudescence de la douleur à l'occasion d'une cystite bacillaire déclarée au cours de la sciatique.

Donc, d'après les caractères fournis par la douleur, d'après les phénomènes trophiques soit du côté de la peau, soit du côté des muscles, d'après les modifications thermiques, d'après les phénomènes nerveux se traduisant par des fourmillements, des zones d'hyperesthésie, d'anesthésie, il nous semble établi que dans la sciatique tuberculeuse il s'agit d'une névrite périphérique et non d'une simple névralgie.

Dans la névralgie, en effet, la douleur se modifie à chaque instant et varie à l'infini, elle cesse tout à coup pour reparaître avec la même promptitude et ces caractères sont certainement tout aussi spécifiques des névralgies que le trajet de la douleur sur des troncs et des filets nerveux. Enfin la douleur névralgique est susceptible de se déplacer avec une rapidité et une intensité dont l'inflammation, la névrite n'est nullement susceptible.

« D'ailleurs, nous dit Friot, en considérant les résultats fournis par les divers traitements auxquels ont été soumis nos malades, nous trouvons de nouveaux motifs d'établir une différence marquée entre la sciatique névrite et la sciatique névralgique. Tandis que dans la première on obtient en général la guérison par l'emploi des narcotiques et des antispasmodiques, dans la sciatique tuberculeuse au contraire, seule la méthode antiphlogistique a pu soulager quelquefois, mais jamais elle n'a donné de guérison complète. »

Comme on le voit par ce tableau, c'est la symptomatologie des névrites en général et l'on peut dire que la sciatique revêt chez le tuberculeux un protéisme capricieux et dans le début et dans l'évolution ; soudaine apparition ici, là progressive ; disparition rapide chez les uns, par degrés chez les autres.

Elle peut, au même titre que les névrites, être à la fois motrice, sensitive et trophique, accompagnée ou non de réaction de dégénérescence.

Debove et ses élèves ont beaucoup insisté, dans ces derniers temps, sur la fréquence de la polyurie dans la sciatique ; la quantité d'urine peut atteindre 3 à 4 litres par jour. Après avoir éliminé, dans l'interprétation de ce fait l'influence exercée directement par la douleur (pareil phénomène en effet ne s'observe pas dans les autres névrites), Debove invoque un accroissement dans la tension artérielle provoquée par une contraction réflexe des petits vaisseaux ; de fait, l'excitation expérimentale, chez le chien, du bout central du sciatique sectionné amène une augmentation de la tension artérielle, constatable à l'hémodynamomètre.

Lépine, à la séance de la Société médicale des hôpitaux qui a suivi la communication de Debove (16 octobre) a combattu l'opinion de ce dernier, trop exclusive à son avis.

Dans tous les cas observés par lui, Lépine aurait obtenu la confirmation de la loi suivante, formulée à la suite de recherches expérimentales, dans la thèse de son élève (Hugonnard (th. de Lyon, 1880) : Les excitations moyennes ou fortes du sciatique diminuent considérablement et même arrêtent la sécrétion urinaire, au contraire, les excitations légères du même nerf l'augmentent.

Nous avons cru devoir signaler ce détail, bien que nous n'ayons pas rencontré de polyurie au cours de nos observations.

Nous répétons donc que la sciatique d'origine bacillaire n'a pas d'élection de siège qui lui soit propre au début, sur le trajet du sciatique, ni aucun mode évolutif qui lui donne un cachet spécial.

CHAPITRE III

CONSIDÉRATIONS PATHOGÉNIQUES. — RECHERCHES ANATOMO-PATHOLOGIQUES

On croyait autrefois que les lésions des nerfs étaient toujours consécutives à une affection des centres nerveux, à moins que le nerf ne fût sectionné, comprimé ou intéressé par une inflammation de voisinage.

Nous savons aujourd'hui que les lésions des nerfs peuvent être absolument indépendantes de toute altération de l'axe cérébro-spinal, indépendantes aussi de toute cause locale telle que le froid, le traumatisme, et c'est à ces lésions nerveuses qu'on donne le nom de névrites périphériques.

Appelées aussi névrites spontanées, elles relèvent de causes générales que les auteurs groupent sous les chefs d'intoxication, de dyscrasie et d'infection.

La tuberculose, maladie essentiellement infectieuse, peut donc leur donner naissance.

De nombreuses observations publiées, tant en France qu'à l'étranger, ont déjà montré que le système nerveux périphérique pouvait, au cours de la tuberculose pulmonaire, subir des altérations indépendantes de toute modification préalable des centres et semblables en tout point à celles qui caractérisent les névrites.

« Nous sommes loin de l'époque, cependant encore rapprochée, nous dit M. le professeur Poncet [1], où, avec Bonnet, Nélaton, la granulation miliaire, mais surtout la fongosité, l'abcès froid, avec son pus, parfois d'aspect assez particulier, étaient considérés comme les éléments indispensables caractéristiques de lésions spéciales, carie osseuse, tumeur blanche, qui devaient plus tard être reconnues comme appartenant à une seule cause et à une seule maladie « la tuberculose ».

On sait l'évolution profonde des idées depuis ces trente dernières années sur la nature des altérations tuberculeuses, sur leur bacille pathogène et sur les caractères des lésions qu'il engendre.

La théorie des toxines microbiennes nous apprend qu'un microorganisme, développé en un endroit quelconque de l'économie, peut y sécréter des produits solubles qui peuvent se diffuser dans l'organisme et aller produire des lésions sur divers organes. Ne savons-nous pas, par exemple, que les névrites consécutives à la diphtérie, sont uniquement dues à une intoxication par les produits solubles microbiens ?

« Ne serait-il pas étonnant, nous dit Landouzy, *a priori* au moins que, dans une maladie générale, *totius substantiæ*, comme la tuberculose, le système périphérique fût seul épargné ? »

« Nous[2] ne croyons guère à cette immunité des nerfs contre laquelle semblent déposer l'hyperesthésie de la

[1] Poncet. — *Rhumatisme tuberculeux* (Communication faite à l'Académie de médecine, séance du 23 juillet 1901).

[2] Pitres et Vaillard, *Revue de Médecine*, 1886.

tuberculose aiguë et la fréquence des névrites douloureuses des phtisiques. Il ne nous semble pas oiseux de répéter ici que, malgré l'état de bacillose avérée du malade, il puisse se rencontrer des douleurs sur le trajet du sciatique sans que, pour cela, on doive incriminer la tuberculose. Dans le même ordre d'idées, Landouzy a bien décrit des pleurésies, chez des phtisiques, qui n'étaient pas de nature tuberculeuse. La même coexistence peut avoir lieu quand il s'agit d'une sciatique ; mais dans ces cas les phénomènes douloureux n'acquièrent pas la même ténacité et, comme des névralgies ordinaires, ils disparaissent au bout de quelques jours.

En réalité, les diverses complications nerveuses, que l'on range sous le nom de névrites dans la tuberculose, ne diffèrent en rien des accidents que l'on rencontre au cours d'affections toxiques ou infectieuses, tel l'alcoolisme, telle la fièvre typhoïde.

Ici comme là, on voit des troubles sensitifs, trophiques et moteurs, dont les caractères cliniques se superposent assez exactement, quelle que soit d'ailleurs la maladie provocatrice.

« La tuberculose[1] peut produire des lésions méningées, bulbaires, protubérantielles, des myélites avec tout leur cortège de symptômes ; en opposition avec ces lésions des centres nerveux, il existe des névrites périphériques provoquées par l'infection tuberculeuse et analogues aux névrites périphériques occasionnées par le tabes, l'alcoolisme, le diabète. Anatomiquement

[1] Dieulafoy, *Pathologie interne*, Chapitre des névrites.

elles ont tous les caractères de la névrite parenchymateuse. »

L'expérimentation directe est du reste venue confirmer tous ces faits. Babinsky, en injectant profondément, dans le tissu cellulaire de la cuisse de certains animaux, des substances irritantes, a obtenu des troubles nerveux[1] caractérisés par des manifestations cliniques semblables à celles qu'on rencontre dans les névrites et par des lésions histologiques du nerf. Au point de vue symptomatique, il a constaté de la douleur, de l'anesthésie, des troubles paralytiques et trophiques dans les cas graves et, dans les cas légers, il n'y avait que de l'anesthésie.

Babinsky fait remarquer que les altérations ne sont pas les mêmes dans les points des nerfs qui ont été atteints par l'injection et dans les points situés au delà.

Au point atteint et au-dessous de l'injection, les fibres nerveuses subissent des altérations identiques à celles qui se produisent dans le bout périphérique des nerfs sectionnés.

Au-dessus du point où l'injection a été faite, les fibres nerveuses conservent leur intégrité complète. « Nous avons eu plusieurs fois l'occasion d'observer que des lésions névritiques de ce genre n'ont aucune tendance à progresser suivant une marche ascendante, Babinsky ».

Partant du même principe, d'Abundo a provoqué des névrites sciatiques en injectant dans la gaine ou dans le voisinage du nerf, du liquide de culture de

[1] Babinsky, In *Charcot-Bouchard*, t. II, page 649.

bacille typhique, du pneumocoque de Friedländer, du bacille de la tuberculose.

Grancher a obtenu des paralysies par injection intraveineuse de culture atténuée par la chaleur, de tuberculose aviaire. Carrière, d'autre part, a réalisé deux névrites périphériques par l'inoculation de tuberculine.

Dans les nerfs mixtes, l'altération paraît pouvoir se localiser sur les filets moteurs en respectant les filets sensitifs, d'où absence de douleurs qu'on observe dans certaines névrites parenchymateuses.

A ce propos, nous devons signaler certains cas qui ont été décrits par Pitres et Vaillard [1] sous le nom de « névrites périphériques latentes ». Ces auteurs ont eu l'occasion de rencontrer deux cas de ce genre et nous croyons intéressant de résumer ici leur travail.

Il est question de tuberculeux dont l'histoire clinique ne fait aucune mention de troubles nerveux caractérisés. Ces sujets avaient seulement éprouvé d'une manière transitoire quelques douleurs vagues, diffuses, mobiles, à peine suffisantes pour attirer leur attention. Et cependant, l'examen histologique a permis de relever sur un certain nombre de nerfs, tant aux membres supérieurs qu'aux membres inférieurs, des altérations graves, parfois considérables.

Dans la première observation, il s'agit d'un sujet ayant succombé à une phtisie pulmonaire avec tuberculose intestinale. Cavernes pulmonaires volumineuses, ulcérations tuberculeuses de l'intestin avec intégrité du rachis, des méninges et de la moelle.

[1] Pitres et Vaillard, *Revue de médecine*, 1886.

A l'examen histologique on trouve une proportion équivalente de fibres nerveuses saines et de fibres altérées dans les nerfs des membres. Les lésions consistent dans la segmentation de la myéline en blocs et en boules et surtout l'atrophie partielle des tubes avec renflements variqueux. On rencontre, en outre, beaucoup de gaines vides et un certain nombre de fibres régénérées.

Le deuxième malade a succombé à une phtisie également avec tuberculose entéro-mésentérique ; rien de particulier n'est signalé dans l'observation clinique. A l'autopsie, intégrité complète de la colonne vertébrale, des méninges rachidiennes et de la moelle dans toute leur longueur.

A l'examen histologique, l'étendue et la gravité des lésions est variable sur les nerfs des membres examinés ; le nombre des fibres altérées n'a rien de fixe, les fibres normales constituent la majorité. Les formes de l'altération sont surtout représentées par la segmentation totale de la myéline en fines boules et l'état variqueux des tubes partiellement atrophiés.

Dans ces deux cas, les névrites constatées après la mort ont évolué sans se traduire par des phénomènes suffisamment apparents pour attirer l'attention ; Pitres et Vaillard donnent à ces cas le nom de « névrites périphériques latentes ».

L'étude directe de nerfs provenant d'individus atteints de l'affection que nous décrivons nous eût évité d'entrer dans toutes les considérations spéculatives que nous venons d'énumérer ; mais nous n'avons pas eu, à notre grand regret, pendant tout le temps que nous a demandé la rédaction de ce travail, l'occasion de faire de telles recherches. Nous avons toutefois trouvé dans la *Revue de médecine* un article de MM. Pitres et Vaillard[1], où la question a été étudiée après autopsie, chez quatre malades qu'ils avaient eu à soigner.

Nous nous rapportons à la haute compétence de ces auteurs pour tirer nos conclusions.

Ils ont examiné des sujets qui avaient présenté durant leur vie des troubles névritiques ; nous ne mentionnerons spécialement que ce qui a trait au sciatique.

Il s'agit, en premier lieu, d'une jeune femme morte de tuberculose pulmonaire qui, dans les cinq derniers mois de sa maladie accusa, sans phénomènes moteurs, des douleurs névritiques sur le trajet des branches ou du tronc des sciatiques et surtout une hyperesthésie cutanée permanente des membres inférieurs. Les nerfs profonds et superficiels de ces segments étaient le siège d'altérations graves en l'absence de toute lésion des méninges de la moelle ou des racines rachidiennes.

« Indépendamment des phénomènes locaux ou généraux liés à l'évolution de la tuberculose, la malade accuse des troubles très nets de la sensibilité, au niveau des membres inférieurs, dont le début remonte à plusieurs mois. Vers le mois de janvier, elle commença à éprouver des douleurs excessivement pénibles

[1] Pitres et Vaillard, *Revue de Médecine* 1886, névrites périphériques chez les tuberculeux.

se reproduisant fréquemment le jour et surtout la nuit. Ces douleurs, assez vives pour arracher des cris à la patiente, variaient en durée de quelques minutes à une ou plusieurs heures... En même temps la peau des jambes était le siège d'une telle exagération de la sensibilité que la malade redoutait le plus leger contact.

Pendant le mois de février, la dermalgie s'accentue davantage, les crises douloureuses sont plus rares, mais se produisent encore et se manifestent en des points multiples du membre inférieur.

En mars, la malade éprouve sur le trajet des deux sciatiques des douleurs aiguës, exacerbantes, que la pression du nerf exagère ou réveille; les membres inférieurs sont en outre le siège d'une sensation continuelle de froid et d'engourdissements à laquelle s'ajoutent parfois des fourmillements. L'hyperesthésie cutanée envahit la région postérieure des jambes et des cuisses. Le pincement de la peau est moins douloureusement ressenti qu'un contact léger. La motricité est intacte.

L'autopsie ne révèle aucune altération des méninges ni de la moelle et, de l'examen histologique pratiqué sur les sciatiques, il résulte que ces troncs nerveux présentent des lésions qui doivent nous arrêter.

La proportion des fibres saines y est, en effet, beaucoup plus importante, mais le nombre des tubes indemnes est cependant inférieur à celui des tubes altérés Les formes de la lésion sont d'ailleurs identiques à celles qui ont été déjà décrites — la segmentation commençante de la myéline, sa division en fines boules et surtout l'état variqueux des fibres constituent les types dominants —; on constate en outre quelques fibres régénérées qui nous ont paru faire défaut dans les branches de division de ce nerf. »

De semblables lésions se trouvent sur les autres nerfs périphériques, mais elles nous intéressent moins.

En résumé, l'anatomie pathologique ne révèle d'autres lésions que celles des nerfs périphériques correspondant au siège des souffrances. Les altérations sont profondes, frappent en général la totalité ou la presque totalité des nerfs atteints, à ce point qu'il est parfois malaisé d'y découvrir quelques tubes épargnés.

« Mais, fait intéressant à signaler, le nombre des fibres désorganisées est d'autant plus considérable que, du tronc nerveux, on procède vers les branches terminales. »

Une deuxième observation est, en tout point, la confirmation de la précédente. Il s'agit encore d'un tuberculeux, chez lequel on observe durant la vie des troubles de la sensibilité au niveau des membres inférieurs et surtout des sciatiques.

La moelle, les méninges, les racines nerveuses sont ici encore exemptes d'altérations, mais les nerfs périphériques présentent des lésions remarquables.

Pour ce qui concerne le sciatique, l'examen histologique décèle la présence d'un grand nombre de fibres altérées, en nombre d'autant plus considérable qu'on se rapproche plus de l'extrémité des nerfs. On y trouve les différentes phases de la désorganisation, depuis la division grossière de la myéline jusqu'à l'atrophie complète. Il y existe aussi une quantité appréciable de fibres régénérées. Çà et là, on rencontre des gaines vides.

De cette observation semble se détacher ce fait que les lésions ne s'adressent point au tissu conjonctif, mais se localise aux tubes nerveux.

Nous ne ferons que mentionner les deux autres observations où l'on rencontre les mêmes lésions à l'examen histologique, mais que nous croyons devoir signaler pour donner plus de poids aux conclusions que nous voulons tirer.

Ces quatre faits sont suffisamment probants. Chez ces malades, l'observation clinique mentionne l'existence de troubles sensitifs caractérisés par des douleurs et de l'hyperesthésie. A l'examen histologique, les nerfs des membres atteints sont le siège de lésions remarquables par leur intensité.

Vu l'intégrité des centres nerveux, des méninges et des racines, il est impossible de ne pas conclure à un rapport pathogénique entre les névrites constatées après la mort et les symptômes observés durant la vie.

Résumant, en quelques mots ce chapitre, nous pouvons dire que les résultats fournis par l'expérimentation et par l'anatomie pathologique nous autorisent à conclure que la tuberculose peut localiser son action sur les fibres motrices ou sensitives du sciatique ou bien atteindre ces deux groupes à la fois et produire, suivant l'intensité de son action, des phénomènes variant, depuis la simple hyperesthésie jusqu'à la douleur la plus violente, depuis la parésie jusqu'à la paralysie complète.

Si, d'un autre côté, nous nous reportons aux caractères fournis par la clinique : douleur tenace, sans paroxysmes, troubles trophiques, tout nous porte à croire qu'il ne s'agit pas d'une simple névralgie, mais de phénomènes douloureux, dus à une irritation ou à une altération nerveuses, comme on en rencontre au cours des maladies infectieuses.

CHAPITRE IV

OBSERVATIONS

Observations recueillies. — Pronostic. Traitement.

OBSERVATION I

Carrière (*Arch. cliniq. Bordeaux*, 1896.)

H..., trente-cinq ans, entre à l'hôpital le 19 août 1895, se plaignant de faiblesse générale. Aucun antécédent héréditaire ou personnel.

Très bien portante jusqu'au mois d'août, elle a commencé à cette époque à perdre l'appétit, à souffrir de la tête. Elle saignait du nez, avait la diarrhée et se plaignait du ventre ; en même temps la malade était hébétée, très amaigrie avec les yeux excavés, oscillations thermiques irrégulières (38°4 et 39°6). Au sommet droit, submatité légère, exagération assez marquée des vibrations et diminution du murmure vésiculaire. Expiration prolongée.

15 septembre. — Craquements secs et humides au sommet droit; respiration soufflante et prolongée. Amaigrissement. Constipation opiniâtre.

25 septembre. — Douleurs dans les jambes continuelles, elles siègent au niveau du creux poplité et des mollets.

Elle ressent par accès une sorte de constriction des mollets, depuis quelques jours elle ressent des douleurs qu'elle compare à des brûlures au niveau de la plante des pieds.

Les douleurs suivent exactement le trajet du sciatique ; la pression exercée au niveau des points classiques arrache des cris à la malade. Sensibilité objective normale dans tous ses modes. Sensibilité des muscles à la pression. Les masses musculaires sont légèrement amaigries, surtout au niveau des mollets. Très faible, elle ne se tient debout qu'avec la plus grande difficulté.

Abolition des réflexes plantaires.

30 septembre. — Dermalgie très prononcée.

15 octobre. — Etat cachectique. Gargouillements ; mort le 9 novembre.

Autopsie. — Vingt heures après la mort ; cavernes pulmonaires et infiltration caséeuse ; plèvres épaissies, adhérentes.

Cerveau et moelle sains.

Fixation à l'alcool, au Müller et à l'acide osmique.

Pédieux gauche : pas une seule fibre saine, gaines vides.

Pédieux droit : pas une seule fibre saine, gaines vides.

Tibial postérieur gauche : quelques gaines vides ; presque tous les tubes présentent une fragmentation fine de la myéline.

Sciatique poplité externe gauche : gaines vides, pas de fibres saines.

Sciatique poplité externe droit : nombreuses gaines vides et nombreuses gaines variqueuses moniliformes.

Sciatique droit : à peu près sain, quelques fibres ont leur myéline fragmentée.

Sciatique gauche : la majeure partie des fibres est saine.

Observation II

Service de M. Peter (th. Friot, p. 40).

Sciatique gauche chez un tuberculeux de soixante-deux ans.

D... J.-C., soixante-deux ans, ouvrier tanneur, entré le 16 juin 1878.

Pas d'antécédents héréditaires. Père et mère morts de vieillesse. Plusieurs frères tous bien portants.

Antécédents personnels. — Fièvre scarlatine dans sa jeunesse. A dix ans, pneumonie ; à trente ans, seconde pneumonie. Habitudes éthyliques.

Santé généralement bonne. Il y a un an environ, à la suite d'un refroidissement, toux fréquente et hémoptysies assez abondantes. La toux persiste depuis cette époque, elle est généralement sèche. Depuis ces hémoptysies, D... se sent faible, sa santé est toujours languissante et, pour se donner plus de force au travail, il boit de l'alcool. Il maigrit de jour en jour. Son appétit est pour ainsi dire nul. Fièvre le soir. Insomnie habituelle.

16 juin. — Il entre à l'hôpital pour sa toux et surtout pour une douleur qui occupait la jambe gauche, du bassin au creux poplité, rend la marche pénible, mais non impossible. Il dessine parfaitement avec ses doigts le trajet du sciatique.

Percussion. — Rien en avant; en arrière, submatité dans la fosse sus-épineuse gauche.

Auscultation. — En avant, respiration très rude au sommet droit. Inspiration saccadée et expiration prolongée à gauche. En arrière, souffle et gargouillement dans la fosse sus-épineuse gauche. Craquements dans la fosse sus-épineuse droite.

Crachats purulents.

Nous faisons lever le malade : dès que ses pieds touchent le sol, il ressent tout le long de la partie postérieure du membre inférieur gauche une douleur excessivement vive. Pas de foyers douloureux spéciaux à la cuisse. Douleur égale dans tout le trajet du nerf jusqu'au jarret; elle est continue, persistante et le malade la compare à des coups d'épingle ; elle se réveille par les plus petits mouvements du membre, mais principalement par la marche et par la toux. Elle disparaît en partie dans le décubitus latéral gauche, la jambe étant pliée sur la cuisse et la cuisse sur le bassin.

C'est donc une sciatique coexistant avec une tuberculose déjà avancée chez un sujet âgé.

Julep diacodé. Ventouses sèches sur le trajet douloureux.

20 juin. — Sueurs pendant la nuit. Diarrhée. Les douleurs de la sciatique se sont un peu calmées.

28 juin. — Toux fréquente; diarrhée; 4 grammes

de sous-nitrate de bismuth. Diascordium, 2 grammes dans la journée.

2 juillet. — Le malade quitte l'hôpital incomplètement guéri.

Observation III

(Th. Friot, p. 43.)

Sciatique intense de toute la jambe chez un tuberculeux à la première période.

O..., Eugène, trente-huit ans, domestique, a ressenti subitement au mois de décembre 1877, en marchant, une violente douleur dans la cuisse droite, douleur qui allait s'irradiant vers le mollet. Cette douleur dura plusieurs jours et cessa sans aucune médication. Le 2 janvier, elle reparut subitement et avec une intensité telle que le malade, ne pouvant plus marcher qu'avec une peine infinie, dut garder le lit ; depuis cette époque il dort à peine et le traitement insignifiant auquel il se soumet (repos et frictions) n'amenant aucune amélioration, il se présente à la consultation de l'hôpital Cochin, et entre dans le service de M. Bucquoy, le 10 janvier.

Etat actuel. — Ce malade est maigre, d'une constitution chétive, « sujet aux bronchites, dit-il ». Depuis un an environ, il est pris d'une toux sèche et il a remarqué que, depuis cette époque, il est faible, s'essouffle rapidement quand il monte un escalier. De temps à autre, sueurs nocturnes, pas de diarrhée.

La percussion est normale en avant. Un peu de submatité dans la fosse sus-épineuse droite.

Auscultation. — *En avant :* sommet droit, inspiration saccadée ; sommet gauche, expiration prolongée et soufflante.

En arrière. — A droite, dans la fosse sus-épineuse, quelques râles humides ; à gauche, quelques craquements.

O... est donc tuberculeux ; de plus, il est atteint d'une sciatique. Il marche courbé en deux et en boîtant, pas de gonflements aux articulations, peau saine.

La pression au niveau de l'origine du nerf sciatique droit, au niveau des points sacro-iliaque, fessier et péronéo-tibial, détermine chez le malade une violente douleur.

Comme traitement, voulant essayer le salicylate de soude contre les douleurs, M. Bucquoy ordonne une potion avec 6 grammes de salicylate.

14 janvier. — Depuis plusieurs jours, malgré l'emploi du salicylate, le malade ne ressent aucun bien de la médication et tout le côté droit du corps est envahi par une éruption de la peau, comme si le malade s'était frotté avec des orties. Il nous apprend qu'il sue abondamment de ce côté, notamment de la jambe.

Suppression du salicylate et injections hypodermiques de chlorhydrate de morphine deux fois par jour.

15 janvier. — Le malade a bien reposé cette nuit, il a pu dormir. L'éruption de la peau et les douleurs qui en résultaient ont cédé à la poudre d'amidon. Les sueurs ont également disparu. Aujourd'hui les douleurs

sont moindres, mais elles existent néanmoins O... peut tendre la jambe et se coucher sur le dos.

16 janvier. — Douleur sourde occupant le trajet du nerf à la cuisse.

17 janvier. — Il quitte l'hôpital incomplètement guéri.

Observation IV (M. Peter).

« Voici un nouveau cas de sciatique concomitante de tuberculisation pulmonaire initiale. Le malade, âgé de quarante-sept ans, est contremaître dans une grande maison industrielle et quelque peu surmené. Il a une laryngite chronique depuis dix-huit mois. Il y a cinq mois, le 1er avril, qu'il a eu un abcès de la marge de l'anus, lequel s'est ouvert spontanément, en produisant une petite fistule borgne externe qui a guéri facilement.

« Le 25 juillet, une violente névralgie sciatique se manifestait à droite, alors que guérissait la fistule, laquelle, d'ailleurs, siégeait du côté opposé à celui où est apparue la névralgie. Or, j'ai trouvé chez cet homme qui a maigri de plus de 20 livres depuis trois mois, non seulement de la matité au tiers supérieur du poumon gauche, mais de la respiration saccadée et des craquements secs dans les efforts de toux. Un de ses fils, âgé de treize ans, est atteint d'entéro-péritonite tuberculeuse depuis six mois.

« Ainsi, la tuberculisation s'est démontrée à la suite d'une sciatique. » (Peter, *Clin. medic.)*

Observations personnelles.

Observation V

Bacillose de la vessie avec phénomènes sciatiques.

Philiberte G..., n° 54, salle Saint-Paul, service de M. Jaboulay.

Entrée à l'Hôtel-Dieu, au commencement de septembre, cette malade présentait des phénomènes du côté de la vessie, et M. Jaboulay porta le diagnostic de cystite tuberculeuse.

Rien à relater dans les antécédents héréditaires : ses parents étaient bien portants, ses enfants sont en parfaite santé.

Son histoire ne présente rien qui puisse déceler la bacillose dans sa jeunesse, si ce n'est une extrême facilité qu'avait la malade à s'enrhumer.

Lorsque nous avons examiné la malade nous n'avons pu rencontrer de signes sthétoscopiques, les poumons étant remplis de râles de bronchite, mais nous nous croyons autorisé, de par le diagnostic de M. Jaboulay, à regarder cette femme comme nettement tuberculeuse.

Il y a trois ou quatre ans, elle ressentit dans la région de son sciatique une douleur survenue subitement s'irradiant à la cuisse, à la jambe et au pied.

La malade est très affirmative sur l'intensité de la douleur provoquée par la pression en arrière du trochanter, sur le trajet du sciatique à la cuisse, au péroné, à la malléole.

C'était une douleur tenace, rendant tout mouvement extrêmement pénible, la mettant dans l'impossibilité de se lever.

Cet état a duré quatre mois.

Elle a essayé toute sorte de traitements; topiques, teinture d'iode, antipyrine, tous ont été inefficaces.

Peu à peu cette douleur a disparu et ne s'est jamais reproduite.

Observation VI

Elise B..., n° 57 *bis*, salle Sainte-Marie, service de M. Mouisset.

Antécédents héréditaires. — Père mort à cinquante-six ans à la suite d'une opération à la gorge, difficile à préciser. Mère morte à quarante-cinq ans d'une bronchite tuberculeuse. Un enfant bien portant.

Antécédents personnels. — Réglée normalement, la malade tousse beaucoup depuis deux ans ; elle maigrit, perd ses forces et rentre à l'hôpital, sur les conseils de son médecin pour être envoyée au sanatorium d'Hauteville. Depuis le commencement de l'hiver elle tousse beaucoup, mais n'a jamais eu d'hémoptysies.

Elle est souvent réveillée la nuit par une toux qui l'épuise, dit-elle. Des sueurs abondantes l'accablent chaque nuit et dès qu'arrive le soir, elle est prise de fièvre.

Cet état-là dure depuis cinq mois.

Jamais de maladies antérieures ; ni rhumatisme, ni syphilis.

L'année dernière, à Noël, elle a été prise violemment d'une douleur très vive, localisée en arrière du trochanter, douleur qui s'est rapidement propagée à la cuisse, et la malade montre encore nettement le point péronier de Valleix comme ayant été fortement douloureux.

En même temps, une hyperesthésie très manifeste rendait à la malade le moindre contact insupportable.

Douleur vive, continue, faisant souffrir la malade aussi bien la nuit que le jour et l'immobilisant au lit.

Un docteur consulté ordonna des frictions avec du baume de Fioraventi.

La malade resta environ quinze jours au lit, par conséquent jusqu'au milieu de janvier. Les douleurs disparurent progressivement, mais l'état général de la malade ne fit que s'aggraver et elle fut obligée dernièrement (14 mars 1902) de rentrer à l'hôpital.

Examen. — Aux sommets, poumons indurés, exagération des vibrations vocales, dépression sus-claviculaire, amaigrissement assez prononcé. Les râles de bronchite disséminés empêchent de déterminer s'il existe des craquements, mais on perçoit une inspiration rude et soufflante, une expiration prolongée et un retentissement marqué de la voix.

Comme traitement, elle a de la viande crue et de l'arsenic.

Observation VII

Antoine V..., est âgé de cinquante ans et exerçait la profession de chauffeur sur les navires.

Il est entré à l'Hôtel-Dieu dans le service de M. le

professeur Bondet, le 15 février 1902, pour y être soigné d'une tuberculose pulmonaire avancée.

Antécédents héréditaires. — Rien à signaler; son père est mort à quatre-vingt six ans, sa mère à soixante-quatorze.

Antécédents personnels. — Engagé à dix-huit ans dans la marine, il resta sur mer pendant dix ans comme chauffeur sur les bâtiments.

A vingt et un ans, alors qu'il avait déjà trois ans de service, il ressentit quelques douleurs rhumatismales aux membres inférieurs; le malade les attribue à son séjour à l'humidité et aux chauds et froids auxquels il était en butte pour satisfaire aux exigences de son métier.

Dix ans après, à trente et un ans, il ressentit brusquement, d'un seul coup, une douleur violente au niveau de son sciatique gauche, douleur qui alla s'accroissant pendant quelques jours, devint constante, fixe, ne laissant au malade aucun moment de repos.

Il fut obligé, rendu impotent, de rentrer à l'hôpital du Havre, pour y être soigné. Il y resta dix-huit mois.

Le malade est très affirmatif et signale avec exactitude les points de Valleix qui étaient horriblement douloureux.

Soigné pendant dix-huit mois, il sortit incomplètement guéri (pointes de feu, siphonnage, teinture d'iode, calmants), tout cela fut peu efficace.

Chose extraordinaire, depuis cette époque il n'a plus ressenti de douleur.

Actuellement. — Cachectique. — Abattu, facies

tuberculeux, crachats très abondants et purulents, gros gargouillements aux deux sommets.

Il crachait beaucoup, eut quelques hémoptysies et s'enrhumait constamment à l'époque où il eut cette sciatique ; ces phénomènes n'ont fait que s'accentuer progressivement depuis.

Observation VIII

Jean J...., quarante-neuf ans, camionneur, entré le 29 juillet 1901, dans le service de M. le professeur Poncet.

Antécédents héréditaires. — Père mort en six jours, probablement d'une pneumonie ; une sœur morte à l'âge de vingt-six ans de tuberculose pulmonaire, mère vivante et bien portante.

Antécédents personnels. — Jamais de maladies sérieuses avant l'affection qui l'amène à l'hôpital, si ce n'est une sciatique. Il se souvient cependant d'avoir eu vers l'âge de quatorze ou quinze ans des ganglions hypertrophiés au cou ; ils ont disparu sans aucun traitement.

Il s'enrhume très fréquemment ; ces rhumes arrivent par périodes et sont toujours séparés par des intervalles de temps durant lesquels il ne tousse pas ; néanmoins son état général a toujours été bon.

Jamais d'hémoptysies, pas de sueurs nocturnes : le malade attribue ses rhumes aux refroidissements auxquels l'expose sa profession.

Le malade a des habitudes éthyliques ; 2 à 3 litres

de vin par jour, deux absinthes, souvent même davantage ; il affirme n'avoir jamais eu la syphilis ; il ne présente du reste aucune trace de cette maladie.

Il est marié et a six enfants bien portants, sa femme est également en bonne santé.

Au mois de juillet 1900, il fut atteint brusquement de vives douleurs au niveau des genoux; au bout de quelques instants, ces douleurs devinrent si vives qu'elles empêchaient complètement la marche.

Bref, cette douleur persiste encore à l'heure actuelle et le malade est en ce moment en traitement à l'Hôtel-Dieu pour un rhumatisme diagnostiqué tuberculeux par M. le professeur Poncet.

Pas de blennorrhagie.

Le malade tousse et l'auscultation révèle de gros râles de bronchite disséminés.

Actuellement. — Le malade tousse beaucoup, maigrit, a de l'inappétence et des transpirations nocturnes très abondantes.

L'auscultation des poumons révèle des râles fins et des craquements aux deux sommets surtout à gauche.

Rien de particulier au niveau des autres organes.

A l'âge de vingt-neuf ans, le malade eut une sciatique à droite pour laquelle il fut traité à l'Hôtel-Dieu, cette affection dura sept mois et le malade que nous avons interrogé avec soin, nous affirme que la douleur le condamnait à une immobilité absolue.

Douleur continue, aussi intense la nuit que le jour; elle s'est montrée progressivement et a atteint peu à peu l'intensité qu'elle a gardée plusieurs mois.

A la longue, après différents traitements, la disparition s'est effectuée peu à peu.

Le malade indique très exactement le trajet de son sciatique comme ayant été le siège de ses douleurs, il est très affirmatif au sujet de l'hypéresthésie.

Sauf quelques vagues douleurs qu'il éprouva peu de temps après et auxquelles il n'attacha pas d'importance, le malade nous dit qu'il n'a rien ressenti depuis comme phénomène analogue au niveau du sciatique. C'est sur ce même membre, au genou, que s'est installé le rhumatisme tuberculeux pour lequel il est en traitement à la salle Saint-Philippe.

Observation IX

J. M..., âgée de quarante-quatre ans, vient à l'Hôtel-Dieu de Lyon, service de M. Poncet, où elle est envoyée par M. Jaboulay pour des douleurs qu'elle ressent aux mains et aux doigts, depuis déjà plusieurs années.

Dans les antécédents héréditaires, on note que la mère est morte, à l'âge de cinquante-deux ans, d'une *bronchite chronique*, peut-être tuberculeuse, son père est âgé actuellement de soixante et onze ans ; il est bien portant.

Un frère mort à l'âge de dix-neuf ans, après avoir présenté pendant longtemps des signes de bacillose pulmonaire.

Personnellement, la malade a un passé pathologique assez chargé. A l'âge de huit ans, elle eut une bronchite qui mit très longtemps à guérir ; elle n'eut jamais de ganglions, pas de kératite ou de troubles auditifs.

Réglée à quatorze ans régulièrement.

Le malade a eu quatre enfants, le premier est mort à sa naissance, les deux suivants sont morts en bas âge à la suite de la coqueluche, le dernier est bien portant.

Il y a neuf ans, la malade eut une influenza, dit-elle, qui lui laissa une toux assez marquée ; elle eut par la suite plusieurs hémoptysies, un épanchement pleural, pendant plus d'un an, ces phénomènes pulmonaires persistèrent, amenant un peu d'amaigrissement et de fièvre vespérale.

A ce moment, pendant cette affection pulmonaire, elle eut des douleurs dans le membre inférieur ; on la soigna pour une sciatique. La malade dit que cette douleur « lui a pris comme un coup de fouet » ; elle était en train de préparer son dîner et les phénomènes furent si violents qu'elle fut obligée d'aller se coucher.

Cette douleur s'étendait de la hanche au pied, rendant tout mouvement extrêmement pénible, pendant un mois elle dut rester au lit et après commença à se mouvoir avec des béquilles.

Depuis cette époque elle ne peut se baisser, il lui est impossible de laver son parquet, mais en dehors de cela elle n'a plus ressenti de douleur sur le trajet du nerf sciatique.

La médication ordonnée par le médecin se résumait en frictions avec un baume quelconque, dont la malade ignore le nom.

Avant cette attaque subite, elle n'avait jamais rien ressenti.

Les phénomènes douloureux se sont localisés au niveau des articulations et en particulier au niveau du membre inférieur droit, où avait eu lieu la sciatique.

En même temps que les manifestations pulmonaires et sciatiques, les doigts de la main gauche augmentèrent de volume, surtout au niveau des interlignes articulaires il y avait un peu de rougeur en cette région, mais surtout des douleurs très vives.

Enfin au mois de novembre dernier, M. Jaboulay lui extirpa un kyste à grains riziformes de la face dorsale du poignet droit.

Elle revient actuellement à l'hôpital pour des phénomènes douloureux au niveau des doigts de la main et M. le professeur Poncet, fait le diagnostic de rhumatisme tuberculeux.

La séro-réaction tuberculeuse, pratiquée à deux reprises par M. le professeur agrégé Paul Courmont a été positive, l'agglutination se produisait à 1/15.

Observation X

Emile A..., horloger, trente-trois ans, salle Sainte-Marguerite, n° 11, service de M. Roque. Entre le 4 février 1902.

Rien à noter dans les antécédents héréditaires du malade; il tousse fréquemment depuis l'enfance; il eut dans son jeune âge une pneumonie.

A vingt et un ans, une nouvelle affection pulmonaire aiguë. Depuis cette époque, le malade s'enrhume facilement, a eu quelques hémoptysies, sans cependant que son état général ait été modifié d'une façon appréciable.

Il tousse beaucoup depuis quelques jours.

Jamais de rhumatisme.

Pas de syphilis ni d'alcoolisme.

Depuis dix-huit mois le malade souffre dans le membre inférieur droit, tout le long du sciatique.

Pendant longtemps, il a eu des poussées douloureuses qui duraient une huitaine de jours et étaient suivies d'une accalmie permettant au malade de reprendre ses occupations.

Puis les périodes douloureuses se sont de plus en plus rapprochées ; au mois d'octobre dernier, une crise survint plus pénible et plus longue que les précédentes; depuis lors, le malade souffre toujours ; la douleur est telle que le sommeil n'est possible qu'après des injections de morphine.

A l'examen, le membre inférieur droit est très atrophié, les points de Valleix rétro-trochantérien, péronéo-tibial et malléolaires sont très douloureux. Il existe une hyperesthésie très marquée sur tout le membre.

Les signes de Lasègue et de Bonnet sont positifs; le malade garde toujours son membre dans la demi-flexion ; il ne peut s'asseoir ni se tenir debout.

Réflexe rotulien à peu près nul à droite, conservé à gauche.

Au cœur. — Rien d'anormal, la pointe bat dans le 4e espace intercostal.

Aux poumons. — Râles sibilants diffus, très nombreux en avant. En arrière, on perçoit seulement des râles sibilants et ronflants disséminés dans tout le thorax.

L'articulation coxo-fémorale est libre; pas de signes de coxalgie.

Rien au rachis ni à l'abdomen.

15 février. — Le malade a un état général assez mauvais.

Aux poumons. — Craquements, expiration soufflante et prolongée, inspiration rude.

Congestion hypostatique des bases.

La douleur qui avait cessé au niveau du sciatique droit à la suite d'injections d'air par le Dr Vigne apparaît à la jambe gauche en arrière du trochanter.

25 février. — Nous avons revu le malade chez lui, sciatique double calmée par les injections d'air stérilisé, douleur au niveau du deltoïde droit ne paraissant pas intéresser l'articulation.

Enfin, phénomènes de cystite : urines sanglantes et chargées de pus. Le malade paraît se cachectiser.

La marche de la douleur dans la jambe gauche a été la même que celle de la jambe droite.

20 mars. — Nous avons vu le Dr Vigne qui soignait le malade. Il nous a appris que ce dernier est en traitement chez M. Rochet pour une cystite tuberculeuse.

Les douleurs sciatiques ont cédé au traitement par les injections sous-cutanées d'air.

Observation XI

X..., apprêteur, salle Saint-Augustin, service de M. le professeur Bondet.

Antécédents héréditaires. — Père mort à soixante-quatorze ans d'affection indéterminée ; mère morte à quarante-quatre ans de tuberculose pulmonaire très probablement.

A eu cinq frères ou sœurs. Une sœur est morte de méningite à l'âge de dix-huit mois, un frère à dix-huit ans de tuberculose pulmonaire ; les autres sont assez bien portants.

Antécédents personnels. — N'a jamais été bien fort ; a été ajourné une fois au Conseil de revision pour faiblesse de constitution.

On ne retrouve pas chez lui d'habitudes éthyliques.

Il y a six ou sept ans, dans le courant de la même semaine, le malade a eu plusieurs hémoptysies qui ont été arrêtées, prétend le malade, par l'ingestion de perchlorure de fer.

A partir de ce moment, les rhumes devinrent plus fréquents ; l'hiver, il se mit à tousser, ressentit des douleurs intercostales, des douleurs erratiques, des points de côté fugaces, mobiles.

Au niveau du thorax et surtout des membres supérieurs, il avait de l'hyperesthésie, des douleurs au niveau des articulations et des muscles, surtout lorsqu'il voulait allonger les membres.

Au mois de septembre, le malade s'aperçut qu'il y avait des traces de sang dans son urine, il avait de la pollakiurie, et quelques gouttes de pus sortaient du méat à la fin de la miction.

A la même époque, il commença à ressentir des douleur à la région lombaire qui gagnèrent tout le membre en suivant le trajet du nerf sciatique.

Signe de Lasègue très net ; points de Valleix péronier et malléolaires très douloureux.

Cette douleur, quoique vive au début, permettait néanmoins au malade de vaquer à ses occupations, mais peu à peu les accès devinrent subintrants et empêchèrent le malade de dormir.

C'est alors qu'il se décida à entrer à l'hôpital.

Actuellement 10 mars. — Le malade souffre moins depuis qu'il est à l'Hôtel-Dieu. La douleur, après avoir été ininterrompue, continue sans paroxysmes, finit par se calmer un peu à la fin de décembre.

Depuis un mois il ne souffre qu'à l'occasion des mouvements.

On note de l'atrophie du membre sur lequel siège la sciatique.

Aux poumons. — Matité à droite, exagération des vibrations thoraciques aux deux sommets ; sueurs nocturnes très abondantes ; amaigrissement très considérable.

On perçoit des craquements en avant et, à droite, inspiration soufflante, expiration prolongée.

Sur la peau. — A plusieurs reprises le malade a eu des éruptions cutanées avec douleurs sur la région thoracique et, au niveau de la jambe malade, éruptions qui paraissent avoir été du zona.

Les observations que nous relatons ou celles que nous avons pu trouver dans les auteurs sont encore trop peu nombreuses pour que nous nous croyions autorisé à proposer une solution quelconque à la question du pronostic.

Cependant de nos recherches il paraît résulter que la sciatique chez les tuberculeux se trouve dans les formes lentes et consomptives.

« Elle est liée aux formes graves de la bacillose qui

s'accompagnent d'hémoptysies, de vomissements, de violents accès de toux et d'oppression. »

La tuberculose donne naissance aux phénomènes névritiques, mais une fois déclarés, les deux processus se développent chacun de leur côté, gardant l'un vis-à-vis de l'autre une réelle indépendance.

C'est de cette donnée que doit s'inspirer le traitement.

« De ce qu'une névrite, dit très justement le professeur Raymond, s'est développée sous l'influence d'une cause spécifique, de ce que vous lui avez reconnu une origine syphilitique, paludéenne, diabétique, etc., n'allez pas conclure que vous en viendrez à bout à l'aide d'un traitement antisyphilitique, antipaludéen, antidiabétique. Je vous ai dit, à propos de la polynévrite paludéenne, qu'un pareil essai n'aboutirait qu'à un échec. Il serait tout aussi erroné de croire qu'une polynévrite syphilitique soit justiciable du seul traitement iodo-mercuriel. En aucun cas, le traitement causal ne saurait suffire. Toujours il y aura lieu de lui adjoindre un certain nombre de moyens thérapeutiques [1]. »

Il nous faut éliminer les cas, dont il ne saurait être question, de sciatiques symptomatiques, concomitantes du processus tuberculeux, dues aux traumatismes, aux compressions par l'S iliaque distendu de matières fécales, des tumeurs du bassin et des organes pelviens anévrismes, adénopathies, hernies, cancer, grossesse, accouchements, mal de Pott, méningites spinales, etc.,

[1] Plique, *Traitement des névralgies et des névrites.* — Collection des actualités médicales.

qui ressortissent au traitement chirurgical et disparaissent avec leur cause, nous restons en présence de la névrite tuberculeuse proprement dite, de celle que nous nous sommes efforcé de décrire dans cette étude.

La sciatique, a-t-on dit bien des fois, est une affection très pénible au malade et souvent fort rebelle au médecin. Aussi, après avoir épuisé les efforts de la thérapeutique, est-on obligé quelquefois d'avoir recours à l'intervention chirurgicale.

Nous ne voulons pas passer en revue les innombrables traitements que l'on a mis en jeu pour essayer d'enrayer la douleur, nous mentionnerons seulement ceux que nous ont indiqués les malades, comme ayant apporté une amélioration à leur état.

Mais nous nous empressons de le dire, tel médicament qui a été efficace chez l'un, est resté sans résultat chez les autres.

L'emploi des calmants du système nerveux, des médicaments analgésiques semble à première vue l'indication fondamentale du traitement de cette affection.

L'essentiel, disait Trousssau, est de soulager d'abord. Et il ne craignait pas d'arriver à des doses formidables de morphine, de belladone ou d'opium. Il ne craignait pas de les reprendre au moindre retour offensif du mal et de les continuer indéfiniment.

« Dans les formes extrêmement douloureuses, cette pratique est parfaitement justifiée. Dans les formes moins violentes, de beaucoup les plus nombreuses, mieux vaut n'employer qu'en dernier lieu les médicaments analgésiques. Ils semblent, en effet, rendre l'affection plus rebelle aux autres modes de traitement. Ceci s'applique particulièrement à la morphine. Les malades ayant une fois pris l'habitude de la morphine, surtout sous forme d'injections sous-cutanées, ne trouvent plus guère de soulagement par aucun autre moyen. Ils deviennent très souvent morphinomanes. Dans d'autres cas, la médication, à côté de son influence calmante, a des effets indirects nuisibles, Franck remarquait, par exemple, combien l'opium, par la constipation qu'il entraîne, réussit mal dans la sciatique.

« Mieux vaut donc, à moins de souffrance excessive, épuiser les moyens de traitement purement externes et essayer les médications internes en second lieu [1]. »

Répétons encore que la crainte de la morphinomanie obligera à se montrer très réservé dans l'emploi des injections de morphine.

La révulsion au moyen de pointes de feu ou d'un vésicatoire très long et très étroit (Charcot et l'école de la Salpétrière) a donné de bons résultats.

Les pulvérisations au chlorure de méthyle peuvent être essayées à condition de suivre plus étroitement le trajet du nerf.

Quand la douleur semble localisée en quelques points, le stypage a un effet encore plus précis et plus facile à calculer que la pulvérisation.

Le courant continu réussit souvent ; il faut placer la plaque positive successivement sur les points douloureux, et promener doucement un rouleau négatif sur les muscles les plus atrophiés.

Le massage peut être combiné avec l'emploi des

[1] Plique, *Traitement des névrites et des névralgies.*

courants continus. Le massage, les bains sulfureux, les douches locales peuvent être également employés.

La térébenthine, tant en frictions qu'à l'intérieur est un médicament bien ancien mais d'une certaine valeur dans ces formes subaiguës et prolongées. Pour ménager l'estomac, le mieux est de donner l'essence en lavements, 2 grammes d'essence de térébenthine émulsionnés par un jaune d'œuf.

Insistons un peu sur l'emploi de l'électricité dans les cas où se trouve de l'atrophie musculaire, on l'a employée sous les modes les plus variés : faradisation, courants continus, électricité statique, courants de haute fréquence.

Tous ont compté des succès, tous aussi ont compté des échecs. Parfois même les courants trop forts, trop intenses, amènent des aggravations dans les névrites.

« La faradisation au pinceau par exemple, avec un courant aussi fort que possible, préconisée par Duchesne de Boulogne, est un bon moyen contre la sciatique [1] ».

De tous les modes d'électricité, les courants continus ont certainement l'action la plus régulière et la plus puissante.

C'est surtout dans les cas graves, se compliquant d'atrophies musculaires ou de troubles trophiques qu'ils constituent réellement le procédé de choix.

L'électricité statique, sous forme d'effluves, se rapproche comme action sédative des courants continus, Morton qui l'a employée souvent lui donne la préférence non seulement sur les divers agents thérapeutiques mais encore sur tous les autres modes d'électricité.

[1] Plique, *op. cit.*

Nous ne ferons que citer tous les sédatifs qui ont pu être donnés : opium, morphine, aconit, belladone, datura, jusquiame, hyosciamine, gelsemium sempervirens, antipyrine, cocaïne, phénacétique, etc., etc.

Mentionnons encore le traitement thermal Bagnères de Bigorre, Lamalou, Plombières, Luxeuil.

Enfin quand ces divers modes de traitement ont échoué, il faut avoir recours à l'intervention chirurgicale ; mais à vrai dire il vaut mieux la retarder, car avec de la patience et en variant les traitements employés, on aboutit presque toujours à la guérison, et quelques séances de massage et de courant continu suffisent à avoir raison de l'atrophie musculaire dans les cas rebelles.

Cette notion du pronostic, le plus souvent très favorable doit faire retarder l'emploi des interventions chirurgicales graves : section et résection, élongation. Celle-ci donne de bons résultats et ne laisse pas comme les deux premières des paralysies durables.

Nous avons réservé à dessein pour la fin de notre nomenclature un mode de traitement qui a donné d'excellents résultats dans les cas de sciatiques rebelles et surtout de sciatiques névrites.

Il a fait le sujet de la thèse de notre ami, le Dr Vigne[1]; nous l'avons suivi dans ses expériences et nous avons été frappé des résultats. Ce mode de traitement est déjà employé depuis longtemps par M. Cordier, et a été expérimenté sur le malade de l'observation X, qui

[1] Vigne, *Traitement des sciatiques par les injections gazeuses* (Thèse de Lyon, 1902).

ne pouvait, depuis cinq mois, prendre du repos, qu'après des injections de morphine. Il a quitté l'Hôtel-Dieu guéri après quelques séances seulement.

Cette méthode consiste en des injections sous-cutanées d'air et en massage consécutif.

Le manuel opératoire, les observations et les résultats obtenus sont mentionnés dans la thèse de notre ami ; nous nous permettrons de citer simplement ses conclusions :

« Les injections gazeuses ont une action sédative incontestable sur les phénomènes douloureux en général et sur ceux de la sciatique en particulier, quelle qu'en soit la nature ou la pathogénie, même dans les cas anciens et rebelles.

« Leur mode d'action, surtout mécanique, nous paraît consister essentiellement dans l'élongation des extrémités nerveuses périphériques.

« L'emploi de gaz tels que l'hydrogène, l'azote, l'oxygène, l'acide carbonique, ne nous semble pas donner de résultats supérieurs à ceux de l'air stérilisé.

« Cette méthode thérapeutique doit fixer le choix du praticien par son innocuité absolue, son caractère indolore et l'extrême simplicité de son manuel opératoire. »

Pour ces raisons, nous croyons que le praticien, celui surtout qui se trouvera isolé dans un bourg ou une ville de peu d'importance, aura grand avantage à utiliser d'emblée les injections gazeuses dans les cas de sciatiques. En ville, le médecin se trouvera bien d'y venir aussi, soit tout d'abord, soit surtout quand il aura subi des échecs avec les autres procédés.

Quand, enfin, par un quelconque de ces moyens, on

sera parvenu à juguler la douleur, il ne faudra jamais perdre de vue la maladie causale.

La sciatique, comme nous l'avons dit au commencement de ce chapitre, se rencontre dans les formes lentes et consomptives de la tuberculose et le praticien, une fois les phénomènes douloureux passés, aura à diriger tous ses efforts du côté du bacille de Koch, et le traitement sera celui de la tuberculose pulmonaire.

CONCLUSIONS

I. Au cours de la bacillose, comme au cours de toutes les maladies infectieuses, il peut y avoir des irritations ou des altérations périphériques des nerfs ; ces accidents provoqués par le poison tuberculeux peuvent porter sur le sciatique ; d'où le nom de sciatique tuberculeuse (Poncet).

II. De telles localisations de la tuberculose n'ont rien qui doive nous étonner si l'on songe à la variabilité des formes articulaires que peut revêtir la bacillose, depuis que M. le professeur Poncet et ses élèves ont jeté un nouveau jour sur les modalités cliniques et anatomo-pathologiques de cette affection qui engendre les variétés de lésions connues aujourd'hui sous le nom de « rhumatisme tuberculeux ». Ces lésions ont, du reste, été microscopiquement démontrées.

III. Cette forme de sciatique n'a pas d'élection de de siège qui lui soit propre sur les branches du nerf, ni aucun mode évolutif qui lui donne un cachet spécial. Comme les névrites, elle peut être sensitive, motrice et trophique, elle peut aussi acquérir une intensité variable.

IV. Elle revêt une sorte de protéisme capricieux dans

le mode de son évolution; parfois à début brusque, elle est bien plus souvent insidieuse et c'est par degrés qu'elle atteint son summum.

V. Elle est assez fréquente : M. Peter, sous le nom de sciatique chez les phtisiques ; l'a rencontrée 1 fois sur 117 tuberculeux ; nous en avons recueilli 11 observations.

VI. Il faut distinguer cette sciatique des douleurs vagues, erratiques que l'on trouve souvent chez des tuberculeux et qui peuvent se rencontrer sur le sciatique, mais qui n'ont aucun signe de fixité ; il faut aussi la distinguer des sciatiques qui sont le résultat d'une compression d'origine tuberculeuse et des sciatiques ayant une étiologie autre et que l'on rencontre chez des bacillaires.

VII. Ce qui caractérise surtout cette affection, c'est la continuité de la douleur qui ne nous a pas paru revêtir la forme paroxystique.

VIII. Le pronostic n'est pas grave en lui-même, bien qu'on ait signalé quelquefois la possibilité d'une névrite ascendante (Babinsky).

INDEX BIBLIOGRAPHIQUE

Perroud, De quelques phénomènes nerveux au cours de la tuberculose pulm. (Lyon médical, 1872, t. I, p. 6).

Peter, Leçons de clinique médicale, t. II, p. 389.

Altemaire, Contribution à l'étude des troubles périphériques de sensibilité survenant dans le cours de la tuberculose chronique.

Pitres et Vaillard, Névrites périphériques chez les tuberculeux, 1886 (Revue de médecine).

Leudet, Le zona et les troubles des nerfs périphériques dans la tuberculose pulmonaire.

Beau, Note sur l'arthralgie des phtisiques (Journal des connaissances médico-chirurg., 1856, p. 56).

Pitres et Vaillard, Altérations des nerfs phériphériques dans deux cas de maux perforants plantaires (Archiv. de phys., 1885, p. 217).

Joffroy, De la névrite parenchymateuse spontanée généralisée ou partielle (Arch. de phys., 1879).

Eisenlohr, Ueber progressive atrophische Lahmungen (Neurologie Centralblatt, 1884).

Friot, Sciatique chez les phtisiques (th. Paris, 1879).

Egmahn, th. Lyon, 1901-1902.

De Faucher, Considération sur la névrite sciatique au point de vue étiologique, sympt. et thérap. (th. de Montpellier, 1875).

Dumolard, Sciatique intermittente, Lyon médical, XXXIV, 152.

Babinsky, Anat. path. des névrites périphériques (Gaz hebd., 1890).

Landouzy, Archives méd., 1875.

Pouey, Diagnostic différentiel de la névrite et de la névralgie (th. Paris, 1877).

Plicque, Traitement des névralgies et des névrites.

Bouchard, Traité de médecine, t. VI, p. 649.

Laveran et Teissier, Pathologie interne.

Dieulafoy, Manuel de path. interne.

Collet, Précis de path. interne.

Lesage, Troubles sensitivo-moteurs dans la tuberculose (th. de Paris, 1899-1900).

Vigne, th. de Lyon, 1901-1902. Traitement des sciatiques par les injections gazeuses.

A. Poncet, Rhumatisme tuberculeux ou pseudo-rhumatisme d'origine bacillaire. Communication à l'Académie de médecine, 23 juillet 1901.

Mailland, Du rhumatisme tuberculeux. Extrait de la Presse médicale (nº 74, 14 septembre 1901).

Bérard et Mailland, *Ibid.* Gaz. hebd. de méd. et de chirurgie, 4 novembre 1900.

TABLE DES MATIÈRES

Lyon — Imp Pitrat Aîné, A Rey Succr. — 29661

www.ingramcontent.com/pod-product-compliance
Ingram Content Group UK Ltd.
Pitfield, Milton Keynes, MK11 3LW, UK
UKHW031941260826
14628UKWH00004B/1772